CODE PHARMACEUTIQUE

A L'USAGE

DU BUREAU DE BIENFAISANCE

DE LA VILLE DU MANS.

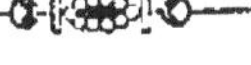

LE MANS

IMPRIMERIE DE JULIEN, LANIER ET Ce,

PLACE DES HALLES, 12.

1853.

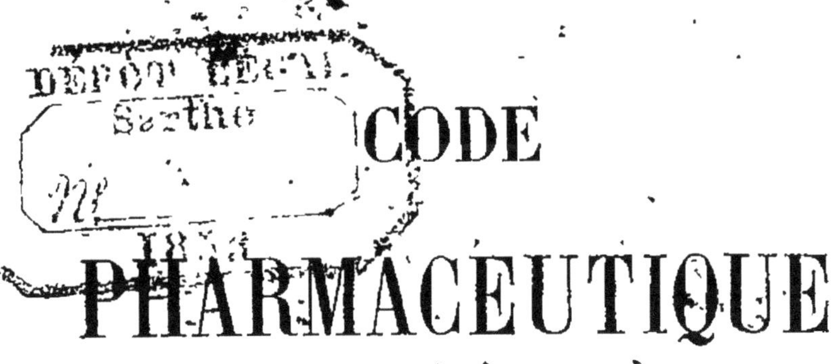

CODE PHARMACEUTIQUE

A L'USAGE

DU BUREAU DE BIENFAISANCE

DE LA VILLE DU MANS.

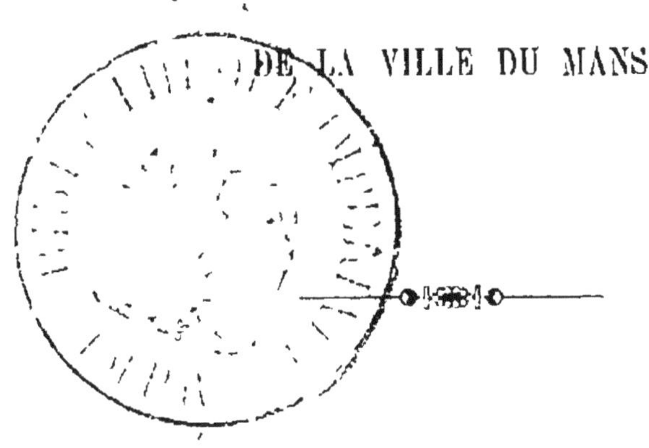

LE MANS

IMPRIMERIE DE JULIEN, LANIER ET Ce,

PLACE DES HALLES, 12.

1853.

RAPPORT

SUR LA

RÉVISION DU CODE PHARMACEUTIQUE

Du Bureau de Bienfaisance.

Depuis plusieurs années, les vœux des médecins attachés au Bureau de Bienfaisance et les besoins du service appelaient une révision du Formulaire ou Code pharmaceutique rédigé en 1831, déjà modifié en 1841, et tombé en désuétude avant et après cette époque. Les nombreux abus qui s'étaient glissés dans l'exercice de cette branche de l'assistance publique ayant éveillé la sollicitude de l'administration municipale, un de ses premiers soins a été de faire étudier la question par des hommes spéciaux. Elle a appelé à ce travail, les médecins du Bureau de Bienfaisance et M. ED. GUÉRANGER, pharmacien honoraire, qui ont unanimement reconnu la nécessité d'une réforme portant sur le fond comme sur la forme de l'ancien Code. Une commission prise dans leur sein et composée de MM. les docteurs J. Le Bèle, Adjoint au Maire, Président, P. Vallée, Rapporteur, B. Voisin, et de M. Guéranger, a préparé un projet qui, discuté et amendé dans la réunion générale, a été arrêté tel qu'il est publié aujourd'hui.

Dans la rédaction d'un Catalogue de médicaments destinés à un établissement de bienfaisance, l'*utile* est la considération dominante pour le choix des remèdes; l'*agréable* n'est admissible qu'autant qu'il ne nuit pas à *l'économie*, c'est-à-dire au moyen de soulager un plus grand nombre de souffrances, avec des ressources limitées. Or, il est une multitude de médicaments dispendieux qui, même sans être moins répugnants que des remèdes moins chers, peuvent parfaitement être remplacés par ceux-ci. Cette considération décisive, surtout pour une pharmacie spéciale, n'a été le sujet d'aucune objection. Mais il faut remarquer que, dans ce travail d'épuration, la commission a trouvé à ajouter comme à retrancher. Des médicaments nouveaux, recommandés par de récentes expériences, comme l'huile de foie de Morue, le Chloroforme; d'autres, omis mal à propos, tels que le Phellandrium, le Lactate de Fer, les teintures de Belladone, de Stramonium, le Cubèbe, les eaux gazeuses, etc., sont venus enrichir ce catalogue.

D'un autre côté, des substances inutiles ou faisant double emploi avec des médicaments moins coûteux ont été éliminées : telles sont l'Antimoine diaphorétique, l'Alcool camphré, la teinture éthérée de Digitale, le Phosphate de Soude, les pilules de Fuller, les sirops de Limon, d'Orange, de Guimauve, les eaux distillées de Laitue et de Tilleul, etc. En définitive, la liste des médicaments officinaux, ainsi réduite, en comprend encore deux cent soixante-quinze.

Quant à certaines substances très chères, ou très dangereuses, ou enfin trop altérables, qui ne sont pas inscrites au catalogue et qui ne s'emploient que dans des cas rares, extrêmes ou spéciaux, comme le Musc, la Strychnine, l'Acide hydro-cyanique, etc., il reste bien entendu que les médecins, quand ils en reconnaîtraient l'absolue nécessité, en feraient l'objet d'une prescription spéciale qui serait remplie par un pharmacien désigné par le Bureau.

Mais c'est surtout dans les formules magistrales que la commission a reconnu le besoin d'une refonte de l'ancien règlement. Si celui-ci ne laissait rien à désirer pour la simplicité et la clarté, on y regrettait de nombreuses omissions, et quelques unes des rares formules qu'il renfermait étaient abandonnées, ou d'une composition trop exclusive, en présence des individualités ou des indications éventuelles. C'est ainsi que les potions anti-spasmodique, vomitive, émulsionnée, la lotion anti-psorique, les limonades, les gargarismes, les collutoires, etc., y ont été rétablis avec avantage pour les médecins, qui seront ainsi dispensés de les formuler.

En outre, on avait omis d'y indiquer la composition des tisanes et lavements, qui peuvent, avec une notable économie pour les pauvres et pour le Bureau de bienfaisance, être préparés en grand par les sœurs et distribués par elles aux malades. C'est une lacune que la commission s'applaudit d'avoir comblée.

Elle a encore pensé qu'elle rendrait service aux indigents, comme au Bureau, en faisant entrer dans l'approvisionnement de sa pharmacie certains ustensiles, appareils et autres objets qu'il est difficile ou dispendieux de se procurer ailleurs. Ainsi la charpie, les bandes et compresses, les sondes, seringues, bas lacés, etc., seront fournis ou prêtés aux malades indigents, sur l'ordonnance des médecins et sous la surveillance des sœurs.

Une des conséquences les plus fréquentes de la réforme adoptée par l'administration et de la coopération des médecins à ses vues économiques, serait l'élargissement du cercle dans lequel s'exerce la distribution des médicaments. L'admission aux secours habituels du Bureau de bienfaisance est limitée aux familles dont les ressources sont manifestement insuffisantes pour leur subsi tance, et après trois ans de domicile. Mais en dehors de cette catégorie tout à fait indi gente, il est un grand nombre de famille. que la maladie surprend dans l'impossibilité de faire face aux frais de pharmacien. C'est à leur ouvrir l'entrée de l'assistance, au moins pour les médicaments, que doivent tendre les efforts des médecins dans le choix des prescriptions les moins dispendieuses. Faire servir le même budget à secourir le plus grand nombre possible de misères, voilà le problême à résoudre.

Le Mans, 24 décembre 1852.

Vu et approuvé par nous, Maire de la ville du Mans, Président du Bureau de bienfaisance.

Pour le Maire,

l'Adjoint,

J.-L. Le Bèle.

CODE

PHARMACEUTIQUE.

PREMIÈRE PARTIE.

MÉDICAMENTS OFFICINAUX.

Absinthe.
Absinthe marine.
Acétate d'Ammoniaque.
— de Morphine.
— de Plomb cristallisé.
— de Plomb liquide (sous-). (*Extrait de Saturne.*)
— de Potasse.
Acide acétique. (*Vinaigre radical.*)
— hydrochlorique (*du commerce*).
— sulfurique. (*idem.*)
— — alcoolisé. (*Eau de Rabel.*)
— tartrique.
Alcool à 36° (Baumé).

Alcool aqueux camphré. (*Eau-de-vie camphrée*)
Alcoolat de Cochléaria composé.
— vulnéraire.
Alcoolé d'Aconit.
— d'Assa-fœtida.
— de Belladone.
— de Cantharides.
— de Colchique.
— de Digitale.
— de Gentiane.
— d'Iode.
— de Jusquiame.
— de Raifort.
— de Scille.
— de Stramonium (feuilles).
— Thébaïque ou d'Opium.
— de Valériane.
Aloès Succotrin.
Alun.
Alun calciné.
Amadou.
Amandes douces.
Amidon.
Ammoniaque liquide.

Anis (graines).
Arnica (fleurs).
Asperge (racines).
Assa-fœtida.
Aunée (racines).
Avoine.
Axonge.
Bardane (racines).
Baume tranquille.
— de Copahu.
Beurre de Cacao.
Bourrache (feuilles).
Belladone (feuilles).
Bistorte (racines).
Borate de Soude (sous-). (*Borax.*)
* Cachou brut.
Café.
Camomille (fleurs).
Câmphre.
Capillaire de Montpellier.
Carbonate d'Ammoniaque (sous-).
— de Fer (sous-).
— de Plomb. (*Blanc de Céruse.*)
— de Potasse (sous-).

Carbonate de Soude (bi-).
— — (sous-).
Cataire. (*Herbe au chat.*)
Centaurée (petite).
Cérat de Galien.
— simple.
Charbon pulvérisé.
Chaux caustique.
Chiendent (racines).
Chicorée sauvage (feuilles et racines).
Chloroforme.
Chlorure de Mercure (deuto-). (*Sublimé corrosif.*)
Chlorure de Mercure (proto-). (*Calomel.*)
— — — à la vapeur.
— de Chaux.
— de Soude liquide.
Ciguë (feuilles).
Citrate de Magnésie.
Collodion.
Colombo (racines).
Colophane.
Consoude (racines).
Coquelicot (fleurs).

Corne de cerf rapée.
— de cerf calcinée.
Crême de tartre soluble.
Cubèbe pulvérisé.
Cyanure de Potassium.
Diascordium.
Digitale (feuilles).
Douce-Amère.
Eau camphrée.
— distillée simple.
— — de fleurs d'Oranger.
— — de Laurier-Cerise.
— — de Menthe.
— — de Roses.
— de Sedlitz (30 grammes à 60).
— de Seltz.
— de Vichy.
Eau-de-vie allemande.
Ecorce de Chêne.
Emplâtre diachylon gommé.
— de poix de Bourgogne.
— vésicatoire anglais.
— vigo (*cum Mercurio*).
Ether sulfurique.

Ether sulfurique alcoolisé. (*Liq. d'Hoffmann.*)
Extrait de Belladone.
— de Ciguë.
— de Genièvre.
— de Gentiane.
— de Jusquiame.
— d'Opium.
— alcoolique de Quinquina jaune.
— de Rathania.
— de Rhubarbe.
— de Stramonium.
— de Valériane.
— alcoolique de Noix vomique.
Espèces amères.
— béchiques. (*Quatre-Fleurs.*)
— diurétiques.
Essence de Térébenthine.
Farine de Lin.
Fer (limaille).
Figues.
Fougère mâle (racines).
Fumeterre.
Fraisier (racines).
Galle (Noix de).

Garou (écorce.)
Gayac.
Genièvre (baies).
Gentiane (racines).
Gomme adraganthe (pulvérisée).
— arabique.
— gutte.
Goudron de bois.
Grenadier (écorce de racines).
Guimauve (fleurs, feuilles et racines).
Gruau.
Houblon (fleurs).
Hydrochlorate d'Ammoniaque. (*Sel Ammoniac.*)
— de Morphine.
Hyssope.
Huile d'Amandes douces.
— de Croton Tiglium.
— de foie de Morue.
— de Noix.
— de Poisson.
— d'Olives.
— — camphrée.
— de Ricin.

Iode.
Iodure de Mercure (proto-).
— — (Bi-).
— de Potassium.
Ipécacuanha entier.
— pulvérisé.
Jalap (racines).
Jusquiame (feuilles).
Kermès minéral.
Lactate de Fer.
Laudanum de Rousseau.
— de Sydenham.
Lichen d'Islande.
— — privé d'amertume.
Lierre terrestre.
Lin (graines).
Liqueur de Fowler.
Magnésie calcinée.
— carbonatée.
Manne en sorte.
Mélisse officinale.
Mellite simple. (*Sirop de miel.*)
Menthe poivrée.
Miel de Mercuriale.

Morelle noire.
Mousse de Corse.
Nitrate de Bismuth (sous-).
Nitrate d'Argent cristallisé.
— — fondu.
— de Potasse. (*Sel de Nitre.*
— acide de Mercure.
Onguent basilicum.
— de la mère.
— gris.
— napolitain.
— populeum.
Opium brut.
Oranger (feuilles).
Orge ordinaire.
— mondé.
Ortie blanche (fleurs.)
Oximel scillitique.
— simple.
Oxyde de Fer rouge (hydraté.)
— de Mercure rouge. (*Précipité rou*
Pariétaire.
Pastilles d'Ipécacuanha.
— de gomme.

Pastilles vermifuges (au *Semen contra*).
Patience (racines).
Pavot (têtes).
Pensée sauvage.
Phellandrium (graines).
Pilules d'Anderson. (*Ecossaises.*)
— de Béloste.
— de Cynoglosse.
— de Méglin.
Pois d'Iris.
Poivre blanc.
Pommade épispatique.
— au Garou.
Potasse caustique.
Protoxide d'Antimoine lavé et porphyrisé.
Quinine brute.
Quinquina jaune.
Rathania.
Réglisse (racines).
Rhubarbe.
Riz.
Ronce (pointes).
Rose de Provins.
Safran.

Salsepareille (racines).
Saponaire.
Sauge officinale (feuilles).
Savon médicinal.
Scammonée d'Alep.
Scille.
Seigle ergoté.
Semen contra.
Séné.
Sirop d'Amandes.
— anti-scorbutique.
— des cinq racines.
— de Coing.
— Diacode.
— de Gomme.
— de Groseilles.
— d'Ipécacuanha.
— de Morphine.
— de Nerprun.
— d'Opium (*Thebaïque*).
— de Chicorée composé.
— — simple.
Soufre sublimé.
— — lavé.

Sparadrap de diachylon.
Stramonium (feuilles).
Styrax liquide.
Suc de Réglisse.
Sucre orangé purgatif.
Sulfate de Cuivre. (*Couperose bleue.*)
— de Fer. (*Couperose verte.*)
— de Magnésie. (*Sel de Sedlitz.*)
— de Quinine.
— de Potasse. (*Sel de Duobus.*)
— de Soude. (*Sel de Glauber.*)
— de Zinc. (*Couperose blanche.*)
Sulfure de Potasse. (*Foie de soufre.*)
Sureau (fleurs).
Tablettes de bi-carbonate de Soude.
Tartrate de Potasse et de Fer. (*Emétique, Tartre stibié.*)
Tartrate de Potasse et d'Antimoine soluble. (*Tartre martial soluble.*)
Teintures alcooliques (*Voyez* Alcoolés).
Térébenthine cuite.
Tilleul (fleurs).
Thridace.
Valériane (racines).

Vin anti-scorbutique.
— de Bordeaux.
— de Quinquina.
— scillitique.
Vinaigre aromatique (*des Quatre-Voleurs*).
— scillitique.

DEUXIÈME PARTIE.

MÉDICAMENTS MAGISTRAUX.

A. MÉDICATION EXTERNE.

Bains.

BAINS SIMPLES.

BAINS SULFUREUX :

N° 1. Foie de Soufre,	60	grammes.
N° 2. Foie de Soufre,	120	—

BANDAGES HERNIAIRES, OMBILICAUX, INGUINAUX., ETC.

BANDES, COMPRESSES ET CHARPIE.

BAS LACÉS EN PEAU ET EN COUTIL.

CATAPLASME RÉSOLUTIF :

Farine de Seigle.

CAUTÈRE :

Poudre de Vienne.

COLLUTOIRE DÉTERSIF :

Borax pulvérisé,	10 grammes.
Miel,	20 —

GARGARISME ASTRINGENT :

Roses de Provins,	4 grammes.
Eau bouillante,	125 —
Alun,	2 —
Miel,	20 —

Lavements.

LAVEMENT ASTRINGENT :

Décoction de Bistorte,	500 grammes.
Alun,	2 —
Amidon,	5 —

A prendre en une ou plusieurs fois.

LAVEMENT CAMPHRÉ :

Camphre,	1 gramme.
Jaune d'œuf, nº 1.	
Decoction de Guimauve,	200 grammes.

Pour une ou deux doses.

LAVEMENT ÉMOLLIENT :

Graine de Lin,	30 grammes.
Eau bouillante,	q. s.

pour réduire à 500 grammes.

LAVEMENT OPIACÉ :

Eau de Guimauve,	125 grammes.
Laudanum de Rousseau,	30 centigrmes.

**

LAVEMENT PURGATIF :

N° 1. Sulfate de Soude,	30	grammes.
Eau commune,	300	—
N° 2. Séné,	15	grammes.
Miel de Mercuriale,	50	—
Eau,	300	—

LAVEMENT TONIQUE ANTI-SPASMODIQUE :

Quinquina jaune concassé,	40	grammes.
Eau,	600	—

Faites bouillir jusqu'à réduction à 500 grammes.

Ajoutez :

Racine de Valériane divisée, 20 grammes.

Faites infuser pendant une heure, pour trois ou quatre lavements.

LINIMENT VOLATIL CAMPHRÉ.

LOTIONS :

Eau vegéto-minérale. (*Eau de Goulard, Eau blanche.*)

LOTION ANTI-PSORIQUE :

Eau commune,	800 grammes.
Foie de Soufre,	30 —

PAPIER POUR PANSER LES VÉSICATOIRES.

PESSAIRES.

POMMADES, CÉRATS ET ONGUENTS.

Cérat de Saturne.
Onguent blanc Rhazis.
Pommade d'Helmérich.
Pommade de Janin.
Pommade soufrée.

SANGSUES.

SINAPISME :

Farine de Moutarde.

SERINGUES.

Seringues ordinaires.
Seringues à injections.
Seringues de verre.

SONDES.

SUSPENSOIRS.

VENTOUSES.

B. MÉDICATION INTERNE.

BOUILLONS.

Bouillon de bœuf.
Bouillon de veau.

EAU DE GOMME :

Gomme arabique, 10 grammes.
Pour un litre d'eau.

EAU DE GOUDRON :

Goudron, 50 grammes.

En macération dans un litre d'eau.

ELECTUAIRE ANTI-BLENNORRHAGIQUE :

Copahu, } *aa* 30 grammes.
Cubèbe pulvérisé, }
Sucre pulvérisé, q. s.

Pour partager en 30 bols mous dont on donne de 3 à 9 par jour.

LAIT D'AMANDES :

Amandes douces, } *aa* 30 grammes.
Sucre, }

Pour un litre d'eau.

LIMONADES :

N° 1. Acide tartrique, 1 gramme.
Sucre, 25 grammes.
Eau, 1,000 —

N° 2.	Eau de Rabel,	2	grammes.
	Sucre,	25	—
	Eau,	1,000	—
N° 3.	Limonade vineuse,	au	dixième.

LIQUEUR DE VAN-SWIETEN.

Une cueillerée à soupe, matin et soir, dans une tasse de tisane commune ou d'eau d'Orge.

Potions.

POTION ANTI-SPASMODIQUE :

Infusion de Tilleul,	125	grammes.
Eau de fleurs d'Oranger,	4	—
Ether sulfurique,	1	—
Siròp simple,	25	—

POTION ANTI-VOMITIVE DE RIVIÈRE.

POTION ASTRINGENTE :

Extrait de Rathania,	3	grammes.
Eau,	125	—
Sirop de Coing,	25	—

POTION BÉCHIQUE :

Espèces béchiques,	2	grammes.
Gomme arabique,	8	—
Eau bouillante,	125	—
Sirop de sucre,	25	—

POTION CALMANTE :

Fleurs de Tilleul,	2	grammes.
Eau bouillante,	125	—
— de fleurs d'Oranger,	4	—
Sirop d'Opium,	25	—

POTION GOMMEUSE :

Gomme arabique,	8	grammes.
Eau de fleurs d'Oranger,	4	—
Eau,	125	—
Sirop de sucre,	25	—

POTION GOMMEUSE ÉMULSIONNÉE :

La même, en remplaçant le Sirop simple par le Sirop d'Amandes; ou bien :
LOOCH BLANC DU CODEX.

POTION PURGATIVE :

N° 1.	Décoction de Pruneaux,	100	grammes.
	Manne en sortes,	50	—
N° 2.	Séné,	10	grammes.
	Sulfate de Soude,	15	—
	Sirop de Nerprun,	15	—
	Sirop simple,	10	—
	Eau commune,	125	—
N° 3.	Sucre purgatif orangé,	25	grammes.
	Séné,	10	—
	Café torréfié moulu,	2	—
	Eau bouillante,	125	—

Faites une infusion de 10 heures.

POTION VOMITIVE :

N° 1.	Eau distillée,	125	grammes.
	Emétique,	5	centigr[mes].
	Sirop d'Ipécacuanha,	25	grammes.

N° 2. Eau distillée,	125	grammes.
Emétique,	10	centigr^{mes}.
Sirop d'Ipécacuanha,	25	grammes.

Une cuillerée à soupe, de quart-d'heure en quart-d'heure, jusqu'à effet vomitif suffisant.

Tisanes.

Toutes les doses sont calculées pour un litre d'eau.

TISANE AMÈRE :

Espèces amères,	10	grammes.

TISANE ANTI-SPASMODIQUE :

Feuilles d'Oranger,	5	grammes.
Fleurs de Tilleul,	3	—

TISANE AROMATIQUE :

Hyssope,	
Lierre terrestre,	*aa* 3 grammes.
Sauge officinale,	

TISANE ASTRINGENTE :

Décoction blanche de Sydenham.

TISANE COMMUNE :

Réglisse contuse, 10 grammes
(par infusion).

TISANE DÉPURATIVE :

N° 1.	Douce-amère,	10 grammes.
	Pensée sauvage,	5 —
N° 2.	Racine de Patience,	*aa* 10 grammes.
	— de Bardane,	

TISANE DIURÉTIQUE :

N° 1. Espèces apéritives, 20 grammes.
N° 2. Baies de Genièvre, 20 grammes.

TISANE EXPECTORANTE :

Capillaire de Montpellier, 10 grammes
(par infusion prolongée).

TISANE DE GRUAU :

Gruau récent, 20 grammes.

TISANE D'ORGE :

Orge, 20 grammes.

TISANE PECTORALE :

Espèces béchiques (*Quatre Fleurs*), 6 gram.

TISANE DE RIZ :

Riz, 20 grammes.

TISANE SUDORIFIQUE :

Fleurs de Sureau, 6 grammes.

NOTA. On édulcorera les tisanes avec 25 grammes de sucre pulvérisé, ou 40 grammes de miel, ou 10 grammes de racine de réglisse. On ajoutera, au besoin, cinq grammes de gomme arabique concassée et un gramme de sel de nitre.

Le Mans. — Imp. de Julien, Lanier et C.

www.ingramcontent.com/pod-product-compliance
Ingram Content Group UK Ltd.
Pitfield, Milton Keynes, MK11 3LW, UK
UKHW020400250726
13967UKWH00005B/2395